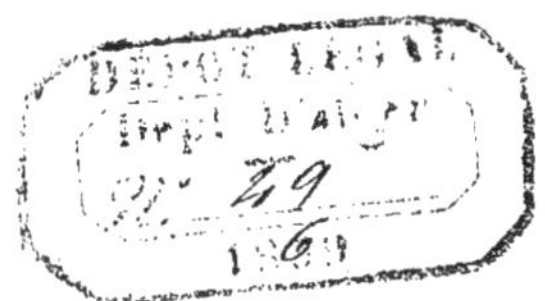

NOTES

ET

OBSERVATIONS

SUR

LA CRANIOCLASIE

ET

LE SPHÉNOTRIBE

DES FRÈRES LOLLINI DE BOLOGNE

AVEC PLANCHES

Unicuique suum

ALGER
LIBRAIRIE JUILLET St LAGER.
ÉDITEUR.

PARIS
LIBRAIRIE J.-B. BALLIÈRE & FILS.
Rue Hautefeuille, 19.

1869

PRIX : 2 FRANCS.

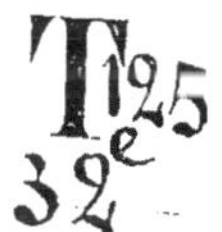

NOTES

ET

OBSERVATIONS

SUR

LA CRANIOCLASIE

ET

LE SPHÉNOTRIBE

DES FRÈRES LOLLINI DE BOLOGNE

AVEC PLANCHES

Unicuique suum.

ALGER
LIBRAIRIE JUILLET St LAGER.
ÉDITEUR.

PARIS
LIBRAIRIE J.-B. BALLIÈRE & FILS.
Rue Hautefeuille, 19.

1869

A MON AMI

Le Professeur Edmond BRUCH.

Docteur R. Andreini

I.

CRANIOCLASIE.

Aux dénominations d'*Embryothlasie* ou de *Céphalotripsie*, je préfère celle de *Crânioclasie ;* elle me paraît plus exacte et plus expressive. Du reste le mot n'est pas nouveau : il appartient à Simpson d'Edimbourg, inventeur d'un *Crânioclaste*.

Cette opération consiste, comme on sait, dans le broiement de la tête du fœtus pour en rendre l'extraction possible, quand il y a disproportion entre son volume et les dimensions du bassin. Son but est celui d'agir uniquement sur le fœtus sans léser les organes de la mère.

Une telle opération ne pouvait devenir réalisable qu'après l'invention du forceps.

Avant le forceps, les anciens, dans ces cas malheureux où l'accouchement est impossible par les seules forces de la nature, étaient obligés de perforer, de diviser, de broyer et d'extraire par morceaux la tête du fœtus.

Hippocrate, Aétius, Paul d'Egine, Avicenne, Alboukasis, Hildanus et Ruff nous ont parlé de ces opérations et de leurs instruments. Ceux-ci ne pouvaient pas être nombreux; ils se réduisaient au scalpel, à des cuillers, à des pinces ou tenailles à os, à des crochets et aux doigts. Le *Plestron* d'Hippocrate ne pouvait être qu'une forte pince, semblable à l'*Ostagre* qu'on a trouvé à Pompeï. Alboukasis a le mérite d'avoir été le premier à figurer quelques-uns de ces instruments, et celui spécialement qu'il nomme *Almisdach*.[1] Ils ressemblent, en général, à une pince à os très-forte, dont une branche pénétrait dans la cavité crânienne pour la vider, tandis que l'autre était appliquée sur la tête pour la broyer ; il y en avait de plusieurs dimensions pour être adaptées au volume et à la forme du crâne; l'extraction des fragments se faisait au moyen de pinces spéciales. La pince de Ruff était destinée à retirer par portions la tête restée seule dans la matrice.

La famille anglaise Chamberlen inventa le forceps vers la moitié du dix-septième siècle et en fit un secret lucratif. Chapman, anglais aussi, livra le secret à la publicité en 1733. Smellie, en Angleterre, et Levret, en France, attachèrent leurs noms à l'instrument par quelques modifications immédiates.

Pendant que Petit, Stein, Froriep, Maygrier, Guillon, Evans, Aïtken, Osiander et Cliet s'occupaient d'éviter les inconvénients possibles de la compression du forceps sur la tête du fœtus vivant dans les cas ordinaires, comme l'ont fait récemment Mattei et Hamon, d'autres, au contraire, songèrent à s'en servir, en cas de besoin, pour sa réduction.

Après l'invention du forceps, la réduction de la tête fœtale et du fœtus lui-même a pu être obtenue par divers procédés que je crois pouvoir classer ainsi :

1° Perforation ou division, *Crâniotomie, Embryotomie;*

2° Compression plus ou moins énergique, *Crâniopression;*

3° Écrasement ou broiement, *Céphalotripsie, Embryothlasie;*

4° Perforation, excérébration, écrasement et broiement combinés, *rânioclasie.*

J'ai déja dit que les anciens se sont occupés de la perforation,

1 ALMISDACH ou EL-MISDACH signifie le DÉCHIRANT, du verbe arabe DÉCHIRER, ÉCORCHER.

de l'incision, de la division et de l'extraction de la tête ou du fœtus au moyen de pinces et de crochets. Le *Plestron* d'Hippocrate, l'*Almisdach* d'Alboukasis, et l'*Uncus* de Celse, pour l'extraction de la pierre, en sont peut-être les types.

Les modernes n'ont jamais cessé d'employer et de modifier les *Crâniotomes*. Moriceau se servait d'un couteau en forme de serpette ou d'un *Fer de lance*; Dugès employait une sorte de vis conique qu'il appelait *Terebellum*; Smellie a imaginé ses *Ciseaux*; Boër recommandait en 1810 sa *Pincette ;* Davis en 1825 louait ses *Ostéotomes*; Chailly avait fait recouvrir d'une gaîne mobile le *Céphalotome*, que Blot a ensuite transformé, comme le cystotome de frère Côme, en crâniotome caché ou *Perce-crâne*; Rizzoli, de Bologne, a modifié, depuis 1856, la vis de Dugès, les ciseaux de Smellie, et s'est fait spécialement l'auteur d'un *Crâniotome*; Hubert, de Lonvain, en ajoutant une espèce de branche de forceps au terebellum, nous a donné un *Transforateur*; Simpson, d'Edimbourg, est l'inventeur du *Crânioclaste*; Mesnard, Schurer, Mittelhauser, Stein, Saxtorph, Sceele, Valbaum, Chiari, Van Huevel, Didot, et d'autres ont reproduit les *Pinces à os, les Ciseaux ou les Forceps à crochets, etc.*; Van Huevel, de Bruxelles, en particulier, a inventé le *Forceps-scie*; enfin, Fried, de Strasbourg, avant tous, en 1743, s'est servi d'un *Forceps-à-anneaux*, pour obtenir l'excérébration par la compression et peut-être par le broiement de la tête du fœtus.

Voilà, esquissée à grands traits, l'histoire de la perforation crânienne du fœtus ; c'est-à-dire de la *Crâniotomie* avant et depuis l'usage du forceps.

Une fois le forceps connu on s'occupa de suite, comme le fait voir Fried, d'obtenir la réduction du volume de la tête fœtale par la compression; on s'occupa, disons-nous, de la *Crâniopression*. Or, ce sont les tentatives de réduction de la tête du fœtus par la compression à l'aide du forceps, qui ont conduit à la *céphalotripsie* et à la *Céphalotrépanothlasie* ou *Crânioclasie*.

II

CHRONOLOGIE

DES CÉPHALOTRIBES

« .... Malgré quelques passages épars ça et là, qui attestent que
» depuis longtemps on songeait à broyer la tête du fœtus, cette opé-
» ration est de date récente; elle n'était, d'ailleurs, guère réalisable
» que depuis l'invention du forceps; en donnant plus de force aux
» cuillers de cet instrument, en serrant violemment les manches on
» arrive à réduire la tête du fœtus, même à l'écraser en partie; c'est
» ainsi qu'agissent les forceps de Coutouly, Assalini, Delpech, Lau-
» verjat; néanmoins le forceps, alors même qu'on en rapproche les
» manches à l'aide d'une vis, ne pouvait encore être qu'un instrument
» fort imparfait de broiement.

« Il fallait un instrument spécial; ce fut A. Baudelocque, neveu
» du célèbre accoucheur de ce nom, qui eut le mérite de l'inventer.
» Il décrivit son céphalotribe en 1829, et l'employa peu après avec
» succès sur une femme, dont le bassin mesurait 7 centimètres et
» demi dans son diamètre antéro-postérieur.

« Malgré quelques réclamations rivales, A. Baudelocque n'en
» a pas moins le mérite de son invention.... »[1]

1 Traité de l'art des accouchements de Cazeaux, 7me édition, annotée par Tarnier Paris, 1867. pag. 1070 71.

Examinons rapidement si cette généalogie du céphalotribe est exacte, et si les réclamations que Cazeaux appelle simplement rivales, ne méritent pas d'être prises en considération.

Nous procèderons par ordre chronologique.

En 1743, nous l'avons remarqué plus haut d'après Ed. Lauth : [1]
« C'est dans ce but que déjà Fried, de Strasbourg, immagina son an-
» neau pour rapprocher les branches et évacuer la substance céré-
» brale; peut-être est-il le premier qui ait songé au broiement
» exercé sur la totalité du crâne. »

Lauth cite, à l'appui, la disssertion de Voïgt. [2]

En 1788, Coutouly inventa deux forceps, dont l'un pour extraire le fœtus vivant, et l'autre pour amener le fœtus mort, après en avoir réduit le crâne. Ils sont tous les deux construits sur le même modèle. Le dernier, celui qui nous intéresse ici, est armé de dents sur la surface interne des cuillers, et la compression s'exerce avec beaucoup plus de force. [3]

En 1789, Aïtken construisit un forceps céphalotribe ou écraseur à branches croisées, fenêtré, à vis fixe et sans fin, à écrous mobiles mus par de simples têtes ; l'instrument était exclusivement destiné à réduire le crâne du fœtus mort. C'était en somme le forceps ordinaire de l'époque, mais d'un plus fort calibre et avec les manches taraudés de manière à donner passage à la vis sans fin qui les rapproche et les fixe. [4]

En 1800, Monteggia, l'auteur classique des institutions chirurgicales en Italie, écrivait dans sa préface à la traduction de l'obstétricie de Stein :

1 De l'Embryothlasie, et en particulier de la Céphalotripsie, par Ed. Lauth. Strasbourg 1863. (pag. 10).

2 De capite abrupto variisque illud ex utero extrahendi modis. Giessen 1743.

3 Monographie d'un nouveau forceps présenté à l'Académie royale de Chirurgie, à sa séance publique de 1788, par Coutouly.

4 Grundsatze der Entbindungskunst, aus dem Englischen uebersetzt, yan Spohr. Nuremberg. 1789.

« Un instrument que je voudrais voir ajouter à la caisse obstétri- » cale serait une tenaille capable d'écraser en fracturant, c'est-à-dire » capable de réduire forcément à une plus petite dimension la base » du crâne et même la face, après en avoir fait sortir le cerveau.[1] »

Ces paroles n'expriment certainement pas autre chose qu'une idée, mais elles décrivent d'une manière étonnante l'instrument perforateur et écraseur qu'on devait réaliser, en Italie aussi, 67 ans plus tard.

En 1810, Assalini, chirurgien de la maternité de Reggio, près Modène, fit fabriquer un *Forceps compresseur ou à levier*, qu'il présenta à l'Institut de Paris, avec une monographie imprimée à Milan.[2] En 1811 sa brochure fut rééditée avec figures par Gervasoni, sous forme de lettre à Dolsini sur le nouvel instrument. En 1814, la Société d'encouragement de Londres, accorda la grande médaille d'honneur à Assalini, et lui acheta ses instruments pour en faire l'objet d'une *exposition publique, extraordinaire et permanente.* Depuis son origine, le *Forceps compresseur d'Assalini* figure dans l'arsenal obstétrical de Bologne, comme le premier des *Céphalotribes.*

L'orgueil national est excusable, sinon justifié, par les réflexions de Lauth, qui dans sa remarquable monographie, que nous avons citée, s'exprime sur le compte d'Assalini et à propos de son instrument, de la manière suivante :

« Les mêmes instruments qui déterminaient une compression mo- » dérée sur la tête du fœtus quand il est vivant, pouvaient également » la rendre énergique, quand le fœtus était mort. C'est ainsi que Lau- » verjat, Delpech et Cliet, proposaient leur forceps pour la réduction » du crâne fœtal, aussi bien que pour son extraction dans les cas » ordinaires. Quant à l'instrument de Coutouly, au troisième modèle » d'Aïtken et à celui d'Assalini, ils étaient exclusivement destinés au

1 Considerazioni sulla cefalotrissia. Guelmi, Pavia, 18C5.

2 Observationes practicæ de tutiori modo extrahendi fœtum jam mortuum supra vitiatam pelvim detentum. Cum tabula ænea. 1810.

» broiement du fœtus mort. C'étaient, à vrai dire, des *Céphalotribes*, » bien qu'ils n'en aient pas porté le nom.

« Dans cette période, Assalini, dont nous décrirons plus tard l'ins- » trument, mérite une mention spéciale. *Le premier, il a écrit un » mémoire sur le broiement, dans lequel il a émis des idées qui ont été » simplement reprises plus tard.* Ainsi prévoyant l'objection qu'on » pourrait faire au céphalotribe, d'allonger le diamètre de la tête op- » posé à celui qui a été saisi, il conseille d'appliquer son instrument » construit d'une façon particulière, non pas sur les côtés du bassin, » mais aux extrémités du diamètre antéro-postérieur, le plus généra- » lement rétréci. » (page 11). Et un peu plus loin, en décrivant l'instrument, il ajoute : « Cet instrument est précisément destiné à » la réduction et à l'extraction du crâne perforé.... L'idée d'Assalini » de saisir la tête suivant le diamètre antéro-postérieur de l'excava- » tion, et de disposer son instrument en conséquence, est en principe » fort ingénieuse : c'était par avance couper court aux objections qui, » plus tard, devaient s'élever de toute part contre Baudelocque. En » effet, de cette façon, la tête serait comprimée dans le diamètre le » plus petit du bassin ; le diamètre allongé du crâne correspondait à » un diamètre pelvien normal, quelquefois même allongé comme » dans les bassins rachitiques qui sont les plus communs des bas- » sins rétrécis. Aussi la courbure qui doit correspondre à celle de » l'excavation, est-elle ménagée non plus sur le bord, mais sur le » plat des cuillers, et la branche antérieure seulement n'est plus » convexe, mais elle est même un peu concave, du moins à sa partie » inférieure. » (pag. 65 et 66).

En 1826, Cliet de Strasbourg, présente son *Forceps-tenaille* qu'Ordinaire recommanda dans sa thèse : [1]

« Le forceps-tenaille, dit-il, s'applique aussi facilement que les » autres forceps ; une fois appliqué, au moyen de la lame qui tra-

1 Essai sur l'accouchement qui nécessite l'emploi des instruments chirurgicaux. Strasbourg, 2 août.

» verse son manche, on maintient ses branches immobiles, quel » que soit le degré de compression exercée, et l'on est à peu près » certain qu'il ne lâchera prise qu'en entraînant la partie saisie »

Lauth combat, et avec raison, selon nous, les avantages attribués par Ordinaire au *Forceps-tenaille* de Cliet.

En 1829, Delpelch se servait en guise de *Céphalotribe*, d'un *Forceps non croisé*, muni d'une plaque horizontale, qui faisait partie de la branche gauche et venait s'appuyer sur la branche droite, où elle était fixée par une cheville. [1]

Lauverjat fit paraître un *Forceps-céphalotrypteur* à branches croisées, fenêtré et muni d'une vis mise en mouvement par une poignée.[2] C'est le forceps de Levret muni de la vis modifiée d'Aïtken ; avec quelques modifications il pourrait encore servir aujourd'hui.

« En..., écrit Chailly Honoré [3] : mon ami et ancien maître, le » docteur Colombe, avait, avant cette époque, fait construire un » forceps compresseur qui, dans beaucoup de cas, aurait pu remplir » le même but que le céphalotribe (*de Baudelocque*) M. Tarsitani, de » Naples, a présenté aussi à l'Académie un céphalotribe de son inven- » tion qui présente de grands avantages »

En 1829 aussi, Baudelocque publia enfin le *Céphalotribe*, dont il est l'auteur, et qu'il avait inventé après avoir été témoin d'accidents graves causés par les crochets, que d'ailleurs son oncle avait déjà condamnés. Baudelocque ne pouvait pas ignorer les essais et les mémoires de Fried, de Coutouly, d'Aïtken, d'Assalini, de Cliet, de Lauverjat et de Colombe, ses prédécesseurs et ses contemporains. Quoi qu'il en soit, le 14 janvier 1829, il écrivait à l'Institut, annonçant qu'il avait trouvé le moyen de :

« Comprimer et réduire avec un forceps particulier la tête du fœ-

1 Mémorial des hôpitaux du midi et de la clinique de Montpellier. Novembre 1869

2 Atlas de Busch, Embryothlasie de Hüter.

3 Traité de l'art des accouchements Paris, 1861. Note à la page 715.

» tus mort, à tel point qu'elle puisse traverser ensuite le bassin le » plus petit ou le plus déformé ». [1].

Comme toute apparition d'un instrument nouveau, d'un procédé nouveau, d'une méthode ou d'une idée nouvelle, celle du céphalotribe de Baudelocque souleva une foule de critiques. Mais les détracteurs et les libellistes [2] ne l'ont pas empêchée d'arriver jusqu'à nous avec la mention honorable de son auteur.

A vrai dire, Baudelocque eut le tort d'être d'abord trop exclusif envers la perforation, dont il fut plus tard obligé de reconnaître la nécessité et les avantages, dans quelques cas au moins ; la frayeur que lui avaient inspirée les crochets et les autres instruments alors en usage, le poussait à substituer purement et simplement le broiement à l'excérébration, c'est-à-dire la *Céphalotripsie* à la *Céphalotomie.*

Malgré les modifications qu'il subit en 1832 et en 1836, le *Céphalotribe* de Baudelocque n'était pas parfait.

« Ainsi, dit Cazeaux : 1° il rend la saisie de la tête difficile, parce » que, instrument droit, il ne peut s'accommoder à la courbure du » bassin ; 2° il expose au glissement de la tête et à tous les accidents » qui peuvent en résulter, parce que les cuillers, étant à peu près » planes, s'écartent à la manière des lames d'une paire de ciseaux et » n'emboîtent pas la tête comme le font les cuillers concaves du for- » ceps ordinaire ; 3° enfin, il rend très-souvent les tractions infruc- » tueuses, alors même que la tête est bien saisie, parce que, vu l'ab- » sence de courbure des bords, il tire forcément dans la direction » opposée à celle qu'affecte le plus souvent l'axe du dédroit supérieur. » (P. 1071).

Tous ces inconvénients du *Céphalotribe* de Baudelocque peuvent être imputés à la forme des cuillers, qui n'ont pas de courbure sur

1 Séances de l'Institut. pag. 325. – Revue médicale.

2 Réflexions sur un nouvel instrument de Baudelocque, de Paris, pour l'excérébration. Papius, Vol. VI, pag. 180. 1832.

leurs bords et n'en n'ont qu'une très-petite sur le plat. Mais ces inconvénients ne sont pas les seuls. Depuis cette époque jusqu'à ce jour le précieux instrument a subi tant de modifications et de transformations que, ne pouvant les décrire toutes, nous nous bornerons à les citer par ordre chronologique sous les noms de leurs auteurs respectifs. Du reste Lauth dans son excellent travail, en a fait l'objet d'une étude aussi détaillée et aussi intelligente que possible Seulement nous le complèterons par la citation des instruments que nous connaissons particulièrement, ou qui ont été inventés après la publication de sa monographie.

Je signalerai d'abord le *Céphalotribe* de mon maître, le professeur Rizzoli de Bologne, qui n'est mentionné, que je sache, dans aucun ouvrage d'obstétricie, bien qu'il date de l'année 1847. [1]

Belluzzi et Pillau, auteurs de la dscription et témoins des expériences, attestent la supériorité de ce *Céphalotribe* sur les autres. Il peut en effet être appliqué dans le sens des différents diamètres du bassin ; son articulation permet d'introduire indifféremment en premier lieu la branche mâle, ou la branche femelle ; il est muni d'un double pivot et de deux pièces à charnière à l'extrémité inférieure de la branohc mâle pour les mouvements nécessaires dans la direction de la branche femelle. Enfin, le plus grand mérite que Rizzoli attribue à son instrument, c'est que, par la forme de ses cuillers, il réduit la tête du fœtus à ses plus petites dimensions, en roulant, plutôt qu'en fracturant, les os du crâne ; celui-ci reste donc couvert de son cuir chevelu, de manière que la mère ne peut pas être blessée par les os de la tête fœtale. A la maternité de Bologne on a conservé les crânes de deux enfants de 12 et de 28 jours de vie extrautérine, qui ont servi aux expériences. L'auteur appelle son instrument ainsi modifiié, *Céphalotribe à double pivot*,

Dans le but que je me suis proposé, le *Forceps-scie* de

1 Bulletino moedico-chirurgico di Bologna. Série V, vol. 3, p. 370 e seg.

Van Huevel, le *Céphalotribe* de Valette, et le *Sphénotribe* de Lollini, feront l'objet spécial du chapitre suivant.

Je termine cependant celui-ci en adoptant comme conclusion quelques réflexions de Lauth sur l'historique de la *Céphalotripsie* :

« Toutefois, dit-il, il faut reconnaître que, jusqu'à une époque peu » éloignée de la nôtre, le broiement n'était pas considéré comme » une méthode distincte. Assalini est le premier qui, avant Baude- » locque neveu, lui a consacré un mémoire.... C'est à Baudelocque, » neveu qu'est dû le mérite d'avoir montré les avantages du broie- » ment sur les autres méthodes, de l'avoir justifié par des observa- » tions détaillées et heureuses, et d'avoir imaginé un instrument à la » fois plus commode et d'une action plus efficace.... Si Baudelocque, » par l'autorité de son nom, son zèle et son habilité opératoire, a » réussi à attirer sur la céphalotripsie l'attention des accoucheurs, » l'honneur de l'avoir étudié le premier d'une manière complète et » sous toutes ses faces, et d'avoir suivi dans son exposition une » méthode scientifique revient à Hüter. [1] Amenée au grand jour et » défendue avec ardeur par Baudelocque, elle devait, sous l'influence » de Hüter, avoir sa place incontestée dans la médecine opératoire » obstétricale. » (P. 5 et 6).

Voici la CHRONOLOGIE DES CÉPHALOTRIBES :

1.	1743.	FRIED, de Strasbourg.	*Tire-tête,*
2.	1788.	COUTOULY, de Paris.	*Forceps-écraseur,*
3.	1789.	AÏTKEN, d'Angleterre.	*id.*
4.	1810.	ASSILINI, de Reggio.	*Forceps-compresseur,*
5.	1826.	CLIET, de Strasbourg.	*Forceps-tenaille,*
6.	1829.	DELPECH, de Montpellier.	*Forceps-écraseur,*
7.	.....	LAUVERJAT,	*Céphalotribe.*
8.	.....	COLOMBE, de Paris	*Id.*
9.	1829.	BAUDELOCQUE, de Paris.	*Id.*

1 Die Embryothlasis oder Zusammendrückung und Ausziehung der todten Leibesfrucht Leipzig, 1844.

10.	.....	Dubois, de Paris.	*Céphalotribe.*
11.	1831.	Ritgen, de Giessen.	*Id.*
12.	1841.	Busch, de Berlin.	*Id.*
13.	1842.	Kilian, de Bonn.	*Id.*
14.	1842.	Finizio, de Naples.	*Id.*
15	1843.	Cazeaux, de Paris.	*Id.*
16.	1834.*	Schoeler, de Berlin.	*Id.*
17.	1844.	Huter, père, de Marbourg.	*Id.*
18.	1844.	Trefurt, de Gœttingen.	*Id.*
19.	1844.	Langheinrich, de Berlin.	*Id.*
20.	1844.	Van Huevel, de Bruxelles.	*Forceps-scie.*
21.	1845.	Chailly, de Paris.	*Céphalotribe.*
22.	1847.	Rizzoli, de Bologne.	*Céphal. à double pivot.*
23.	1848.	Kiwisch, de Würtzbourg.	*Céphalotribe.*
24	1848.	Martin, de Berlin.	*Id.*
25.	1848.	Breit, de Vienne.	*Id.*
26.	1850.	Didot, de Belgique.	*Dyatrypteur.*
27.	1853.	Scanzoni, de Vienne.	*Céphalotribe.*
28.	1855.	Braun, d'Erlangen.	*Id.*
29.	1855.	Ritgen, de Giessen.	*Labitome.*
30.	1857.	Valette, de Lyon.	*Céphalotribe.*
31.	1857.	Cohen, de Berlin.	*Id. à couteaux.*
32.	1858.	Tarsitani, de Naples.	*Céphalotribe.*
33.	1859.	Huter, fils, de Marbourg.	*Céphalotrépanothlaste.*
34.	1859.	Pastorello, de Naples.	*Céphal. à pivot mobile.*
35.	....	Depaul, de Paris.	*Céphalotribe.*
36.	....	Lucarelli,	*Id.*
37.	1860.	Simpson, d'Edimbourg.	*Crânioclaste.*
38.	1862.	Joulin, de Paris.	*Diviseur céphalique.*
39.	....	Blot, de Paris.	*Perce-crâne.*
40.	....	Hubert, de Louvain.	*Transforateur.*
41.	1867.	Lollini, frères, de Bologne.	*Sphénotribe.*

Le *Diatrypteur* de Didot, le *Perce-crâne* de Blot, le *Transforateur* d'Hubert n'entrent pas, à vrai dire, dans la catégorie des *Céphalotribes* : ils appartiennent réellement aux *Crâniotomes* : Lauth à aussi considéré à part le *Forceps-scie* de Van Huevel ; il ne parle pas du *Crânioclaste* de Simpson. Je les ai compris ensemble, parce que ils se rapportent tous, en partie du moins, à la *Crânioclasie.*

III

VAN HUEVEL, VALETTE, LOLLINI.

Lauth a exclu le *Forceps-scie* de Van Huevel de sa liste chronologique de *Embryothlastes-céphalotribes*. En réalité, cet instrument appartient plutôt aux *Crâniotomes* qu'aux *Céphalotribes*, ou, pour mieux dire, c'est un instrument à part. Comme son nom l'indique : il scie.

L'inventeur s'était proposé d'ouvrir, en cas de besoin, et de diviser en fragments le crâne du fœtus au moyen d'une scie appliquée à un forceps, qui devait ensuite comprimer et extraire. On voit par là que cette méthode est complexe et qu'elle participe de deux méthodes plus anciennes, c'est-à-dire de la perforation et de la compression. Par conséquent, je crois que le *Forceps-scie* a autant de droit que les autres *Céphalotribes*, d'être compris dans la liste des instruments dont on se sert pour l'*Embryothlasie* ou la *Crânioclasie*.

D'ailleurs, cela importe peu. Si je me suis décidé à en parler spécialement, c'est parce que, d'un côté Lauth, comme la plupart des accoucheurs, ne lui est point favorable, et parce que de l'autre côté, il me paraît être le premier instrument imaginé, dans le but d'accomplir la *Céphalotripsie* avec un système mixte des autres méthodes. Il se rapproche, par conséquent, si non dans son ingénieux mécanisme, au moins dans son principe, de celui que j'ai en vue de décrire spécialement, et qui, selon moi, est destiné à le remplacer. En somme, je crois qu'on a eu tort, à peu d'exceptions près, de l'abandonner ; et à l'appui de mon opinion, je vais rapporter les divers jugements d'auteurs compétents, en commençant par Lauth lui-même.

« Des observations nombreuses, dit-il, qui ont été publiées il » résulte, que l'on peut avec l'instrument de Van Huevel effectuer » la réduction du crâne sans danger et sans douleur pour la mère. » De plus l'opération peut se faire, quelle que soit la position et » l'inclinaison de la tête, c'est-à-dire que le crâne peut être divisé » suivant des plans différents.....

« Par contre, il faut reconnaître que le maniement de la scie à » chaîne n'est pas facile, surtout parce que l'angle formé par les deux » bouts de la chaîne est peu ouvert, circonstance qui prédispose à » l'enclavement. Or l'enclavement et la rupture de la chaîne, accidents » qui arrivent assez souvent dans le domaine de la chirurgie entre les » mains les plus habiles, bien que l'on agisse à découvert, et que » l'on puisse mieux régler les mouvements, mettraient l'accoucheur » dans une situation critique ; et il est à craindre qu'il y ait à cet égard » des traditions secrètes et des expériences personnelles. La cherté » et la complication de l'instrument sont des inconvénients qui ont » été relevés par tout le monde, et qui ont amené des transformations » successives, mais sur lesquelles il serait trop long d'insister, et qui » n'ont pas encore passé généralement dans la pratique. Une autre » objection sérieuse est que l'on a besoin d'un aide exercé au manie- » ment de la scie à chaîne. Les mouvements qu'il lui imprimera » devront être parfaitement d'accord avec celui que l'accoucheur » imprime à la crémaillère pour faire progresser les lames conduc- » trices. En d'autres termes, il faut deux opérateurs, et, ce qui plus » est, deux opérateurs qui manœuvrent tout-à-fait à l'unisson. Dès

» lors, il n'est guère possible de se servir avec succès du forceps-
» scie ailleurs que dans les hôpitaux et dans les grandes villes.

» Un dernier reproche également sérieux à adresser au forceps-
» scie, c'est qu'il ne peut pas servir comme extracteur...» (p. 153-154).

A tous ces défauts qui sont réels, mais, hors le dernier, non irréparables, j'en ajouterai un autre encore qui a déjà été amendé, et qui consiste dans les inconvénients de son articulation à pivot et à mortaise. Malgré cela, je reste de l'avis de ceux qui lui sont favorables, ou qui l'ont adopté.

« Van Huevel, dit Chailly, a immaginé dans ces derniers temps,
» un forceps-scie dont le mécanisme est fort ingénieux : il permet de
» diviser la tête du fœtus dans sa longueur de bas en haut, sans
» craindre de compromettre les organes maternels. Déjà, dans plu-
» sieurs circonstances, notre savant confrère de Bruxelles a fait l'ap-
» plication de son instrument. En 1844, pour la première fois, la
» femme a été sauvée. Dans une des dernières opérations qu'il a
» faites, le 11 novembre 1848, le résultat fut aussi heureux. Il est
» bien regrettable qu'un instrument aussi précieux soit d'un prix si
» élevé, et qu'à cause de sa largeur il ne puisse pénétrer dans les
» bassins rétrécis aussi bien que le céphalotribe, et par conséquent
» qu'il ne puisse pas remplacer complètement cet instrument. »
(p. 722.)

Je souscris aussi à ce nouveau reproche que Chailly fait avec raison au forceps de Van Huevel, mais j'accepte et reproduis en même temps ce que Lenoir, Sée et Farnier en disent dans leur *Traité d'accouchements*, et qu'on peut retrouver dans Cazeaux :

« Le foceps-scie, très-souvent employé en Belgique, a été peu
» essayé en France, encore a-t-il échoué entre des mains habiles.
» Cependant le docteur Verrier s'est fait son défenseur dans sa thèse
» inaugurale : après avoir mentionné vingt-neuf observations de
» Van Huevel pour lesquelles on compte vingt-trois succès ; Mon-
» sieur Verrier rapporte quinze observations empruntées aux doc-

» teurs Simon, Marinus, et Wasseige. Sur quinze cas on trouve onze » succès complets, deux morts pour des lésions antérieures à l'entrée » des malades à l'hôpital, et deux morts par péritonite due à la lon- » gueur du travail. Ces faits, on le voit, démontrent que le forceps- » scie est un bon instrument, qu'il peut être comparé au céphalotribe, » mais ils ne prouvent pas qu'il vaut mieux.... Néanmoins, il est à » regretter que le maniement de cet instrument ne soit pas mieux » connu en France, où le défaut d'expérience ne nous permet pas » d'apprécier ses avantages ou ses inconvénients à leur juste va- » leur. » (p. 1083-84).

Comme Verrier en France, Agudio en Italie a fait en 1863, du *Forceps-scie de Van Huevel*, le sujet de sa thèse de concours pour la chaîre d'Obstétricie à Milan [1]

« Van Huevel, dit-il, publia la première description de son forceps- » scie en 1843. En 1844, il fut aussi le premier à l'employer avec » succès sur le vivant : un peu plus tard, il l'appliqua également » avec succès sur une seconde femme dont le bassin mesurait 2 » pouces. »

« En Italie, De Billi a été le premier à s'en servir ; il l'a appliqué » trente-deux fois, l'auteur du mémoire deux fois. Sur les trente- » quatre cas il y a eu vingt-sept succès.

« En 1856 Heymaux, de Belgique, publia les observations de treize » céphalotomies pratiquées avec le forceps-scie, à cause de rétré- » cissements du bassin qui variaient de un pouce dix à trois pouces. » Il compte dix succès

« En outre des nombreuses modifications faites au forceps-scie, » De Billi a supprimé les ouvertures des cuillers, a courbé d'avan- » tage les manches en bas et les a couverts en bois pour diminuer le » fer et rendre l'instrument plus léger. Avec ces modifications, » Agudio pense qu'il est préférable aux autres crâniotomes, mais il

1 Annali Universali di Medicina di Milano. Bullettino Medico-chirurgico di Bologna.

» ne les croit pas suffisantes. Il dit qu'il faut augmenter quelque peu » sa courbure pour les bassins trop inclinés ; qu'il faut diriger en li- » gne plus droite les coulisses en les faisant parcourir une diagonale » de bas en haut et d'arrière en avant ; qu'il faut allonger l'ellipse » et supprimer la convexité de la partie inférieure des manches ; » rendre plus solide la chaîne; et changer le système d'articula- » tion.

« Après ces nouvelles modifications, Agudio espère, en concluant, » que le forceps-scie deviendra un des plus utiles instruments d'obs- » tétrique. » (p. 148-49).

Le fabricant Mathieu aussi dans son catalogue de 1867 a mis en regard de la figure du *Forceps-scie de Van Huevel* cette légende :

« Ce forceps qui a été inventé et fabriqué en Belgique, est peu em- » ployé en France ; cependant il y a là une idée qui demande à être » étudiée. J'ai cru bon de le faire figurer dans cet atlas et de donner » la description de son mécanisme. — Cet instrument est un forceps » ordinaire, dont les cuillers ont la courbure du forceps d'Hatin, une » longueur de vingt-cinq centimètres et demi et quatre centimètres » seulement dans leur plus grande largeur — Chaque branche en » dedans de son bord concave, porte un double coulisse représentant » par un coupe transversale un ⊢ renversé. La portion *horizontale* » loge la chaînette ; la *verticale* le conducteur qui porte la scie de » bas en haut entre les cuillers. — Cette chaînette, longue d'un mè- » tre environ, coupant dans son tiers moyen seulement, est munie de » poignées mobiles. Les deux lames conductrices sont courbées com- » me les gaînes, percées en haut d'un œillet pour recevoir la scie, » dentelées en bas et par dessous, pour s'engréner avec les canne- » lures de la clef. Celle-ci, articulée supérieurement avec la roue » dentée, se prolonge inférieurement au delà des manches du forceps » scie, auxquels elle s'adapte. — M. Verrier a fait consolider cette » adaptation par un pivot mobile, et il a réuni les deux lames con-

» ductrices par un huit de chiffre, qui les forces à se tenir toujours » réunies. » (p. 103). [1].

La conclusion, de tout ce que je viens de dire et des citations apportées ci-dessus, est, à mon avis, que l'invention du *Forceps-scie de Van Huevel* a été inspirée par une bonne idée, que son principe est ingénieux, qu'il marque un progrès, un trait d'union, pour ainsi dire, entre la *Craniotomie* et la *Céphalotripsie*. Il avait le tort de venir du *dehors*, d'avoir un prix élevé, de présenter un mécanisme compliqué, de mériter d'être étudié : beaucoup ont préféré le blâmer ou le rejeter ; les impartiaux et les travailleurs se sont empressés de l'expérimenter et de l'améliorer.

Voici la statistique comparative, que je regrette de ne pouvoir pas compléter par les 24 observations que Schniebs rapporte [2] dans le chapitre qu'il consacre au *Forceps-scie*. [3]

Crâniotomie du Forceps-scie.

Van Huevel....	opérations 29,	succès 23,	décès 6,	= 80 p. %
Simon, Marinus Wasseige...	— 15,	— 11,	— 4,	= 74 «
De Billi.......	— 34,	— 27,	— 7,	= 80 «
Hyémaux.......	— 13,	— 10,	— 3,	= 80 «
Totaux........	91,	71,	20,	78 1/10 %

Céphalotripsie de Baudelocque.

Lauth.........	Opérations 165,	succès 115,	décès 50	= 69 p. %
Hennig........	— 59,	— 47,	— 12	= 78 «
Nevermamn....	— 80,	— 74,	— 6	= 92 1/2 !...
Totaux	304,	236,	68	77 2/3 %

1 Enfin l'illustre successeur de Van Huevel, le professeur Heymaux ne craignait pas de prononcer cet aphorisme : « Là où on rencontre l'écueil de la céphalotomie, il y a le triomphe du forceps-scie. »

2 Nonnulla de embryothlaseos methodis. Leipzig, 1861.

3 Il faut avertir que les auteurs de ces statistiques ne sont pas eux mêmes les auteurs des opérations qu'ils citent.

L'autre instrument dont je veux parler est le *Céphalotribe de Valette de Lyon*.

La difficulté qu'on rencontre quelquefois à articuler les forceps à branches croisées fit penser de tout temps à leur parallélisme. En 1801, Thenance imagina et décrivit un forceps non croisé à branches parallèles, articulé à l'aide d'une charnière, avec goupille à leur extrémité inférieure. Ce forceps est encore fort employé dans le midi de la France où on le connait sous le nom de *Forceps lyonnais.* [1] C'est peut-être sur ce modèle que Valette de Lyon a fait construire son forceps et son *Céphalotribe.*

« Ces instruments, dit Mathieu à la page 101, sont basés sur le » principe du forceps de Benanu ;... le céphalotribe est exécuté » d'après ce même principe ; il est armé d'un perce-crâne à crémail- » lère agissant dans la partie centrale des cuillers ; lorsque celles-ci » ont été placées sur la tête du fœtus, une vis qui s'ajuste dans l'axe » de l'instrument fait remonter une espèce d'écrou qui embrasse les » deux branches et permet une pression plus que suffisante. — » Prix : 190 fr. »

Après l'avoir décrit, Lauth en parle de la manière suivante : « le » forceps a l'inconvénient d'être non croisé. Le système de perfora- » tion ne présente aucun avantage ; il est très compliqué et ne » conduit pas plus sûrement au but que tout autre perforateur. » Il faut s'assurer dans tous les cas avec le plus grand soin que la » muqueuse vaginale ne s'est pas engagée entre les cuillers du » céphalotribe, autrement on risquerait de perforer le vagin ; il faut » donc également introduire un ou plusieurs doigts dans les organes » genitaux ; et, d'un autre côté, si l'on ne tombe pas sur une fonta- » nelle, le perforateur pourrait fort bien être insuffisant, et on pour- » rait se trouver dans l'obligation de se servir d'un trépan. La » disposition de l'extrémité des cuillers peut prédisposer à des

1. Cazeaux, pag. 982.

» accidents. Enfin, le compresseur agit sur un bras de levier du » troisième genre. (P. 87).

N'ayant sous les yeux ni l'instrument de Valette, ni des observations sur son emploi, je ne puis me hasarder à parler de ses avantages ou de ses inconvénients. Cependant, ce qui le rend intéressant, à mon point de vue, c'est qu'il rallie la *Cranioiotamie* à la *Céphalotripsie* et il sert de transition à l'instrument de Lollini pour l'accomplissement de la *Crânioclasie.*

****

J'ai déjà noté plus haut que Baudelocque, neveu, effrayé des dangers inhérents aux crâniotomes : « Eut le tort d'être d'abord trop » exclusif vis-à-vis de la perforation, dont il fut obligé de reconnaî- » tre plus tard les avantages, au moins dans les bassins fortement » rétrécis. C'était une exagération de croire que le cerveau peut » toujours être évacué facilement par les orifices naturels du crâne » et de la face ; d'autre part il est remarquable que, ne pratiquant pas » la perforation et n'ayant pas recours aux applications répétées du » céphalotribe, il n'ait pas été frappé de l'allongement du diamètre » du crâne opposé à celui dans le sens duquel la tête avait été » saisie.» (p. 13) [1].

Ce qu'il aurait fallu en somme à Baudelocque, ce qu'il fallait aux accoucheurs, en cas de disproportion entre le bassin et le fœtus, c'était un instrument perforant et comprimant qui pût pénétrer dans le crâne, en broyer la base et extraire le fœtus, sans danger pour la mère.

Après Fried, Van Huevel a repris cette idée, un siècle plus tard. Son système ingénieux, mais insuffisant, à été basé sur un principe plus complet par Valette ; Finizio, Rigten, Cohen, Hüter fils, Hubert, Joulin l'ont modifié. Enfin les fabricants Lollini, de Bologne, en ont trouvé, je crois, la solution en 1867.

« Au milieu du succès vraiment flatteur, écrivaient-ils, obtenu

1. Lauth, op. cit.

» par les instruments de chirurgie que nous avons présenté à l'ex-
» position universelle de Paris, l'intérêt qu'à éveillé notre Forceps
» perforateur ou sphénotribe, a depassé, nous pouvons le dire fran-
» chement, toute attente. [1] Le Jury international en a fait plusieurs
» fois l'objet de ses observations et de ses éloges : et pendant qu'une
» foule d'étudiants de diverses nations venait le voir en masse, nous
» avons eu l'honneur de recevoir dans ce même but la visité de
» plusieurs médecins éminents, tels que MM. Depaul, Hubert et
» le vénérable nestor de la chirurgie française, Velpeau que la sci-
» ence a le malheur d'avoir perdu. Plusiers praticiens de divers pays
» nous en ont fait la commande et l'ont emporté au delà de l'Océan. [2]
» Après l'adjudication de la grande médaille d'or qui n'a été
» accordée qu'à la France et à l'Italie, ce qui nous a le plus flatté,
» c'est la lettre que M. Hubert, inventeur d'un instrument fait dans
» le même but que le notre, [3] a écrit à la date du 8 juillet 1867
» ceci » : Les frères Lollini, ont résolu un problème bien difficile,
« c'est-à-dire celui de faire tourner la tête d'un vrille à l'extrémité
» d'une tige courbe...... je ne puis qu'applaudir à cette modification.
» On ne manquera certainement pas de faire des objections, parce que
» les partisans du céphalotribe en France, et ceux du forceps-scie en
» Belgique ne veulent pas qu'on touche à leur arche sainte! Je suis
» cependant convaincu que la perforation du crâne ouvre une nou-
» velle voie qui menera à un progrès, et je félicite les frères Lollini
» d'être entrés, eux aussi, dans cette voie et d'y avoir fait un pas
» remarquable.

« En présence du professeur Rizzoli et des docteurs Belluzzi, Pilla

1. Après et malgré cela, un des deux frères, Paul Lollini, le cadet, s'est malheureusement suicidé, à cause d'embarras financiers, en octobre 1868 ! On a ensuite ouvert une souscription pour lui élever un monument public. Tel est le sort des hommes de bien en Italie !...

« Poiché (nefando stile
« Di schiatta ignava e finta)
« Virtù viva sprezziam, lodiamo estinta. » (LEOPARDI)

2. Celui que j'achetais en juillet 1867 porte le numéro 112

3. Le transforateur dont j'ai parló

» et Giovannini à la Maternité de Bologne ; et en présence des pro- » fesseurs Fabbri, Massarenti, Ercolani, Taruffi et des docteurs » Golinelli et Piermarini à l'Université, nous avons expérimenté » plusieurs fois notre instrument sur le cadavre, et les expériences » n'ont fait qu'en confirmer l'efficacité et la sûreté.

« Notre forceps perforateur ou *Sphénotribe* est donc destiné, nous » le pensons, à remplacer les céphalotribes et le forceps-scie dans » les cas les plus graves de rétrécissements du bassin.

« Le forceps A (fig, 1 et 2), appliqué à la tête du fœtus, la fixe » entres ses branches au moyen du mors à vis B (fig : 1 et 3), adapté » aux manches. On porte ensuite sur le guide de la main ou d'un » doigt la vrille C (fig : 1 et 4) contre la voûte du crâne, et on intro- » duit sa tige dans le barilet D (fig, 1 et 2) qu'on ferme à vis. Par » quelques tours de vrille, exécutés au moyen de la poignée fixée à » son extrémité inférieure, on ouvre la voûte du crâne et on écra- » se largement le cerveau. On perfore ensuite la base crânienne en » un ou plusieurs endroits à volonté, en cherchant à rencontrer » avec le bout de la vrille l'os sphénoïde, qu'on reconnaît à sa du- » reté et à sa saillie dans la cavité : on peut même le transpercer » comme à l'endroit E (fig. 1.), ce qui n'est pas toujours nécéssaire. » L'échelle graduée F. (fig. 1 et 4) sert à marquer la profondeur » où a pénétré la vrille.

« La perforation faite, on ôte la tige de la vrille, et, en serrant le » mors-à-vis appliqué aux manches, on écrase, par le rapproche- » ment des cuillers, la base du crâne beaucoup mieux qu'avec les » autres céphalotribes. Notre forceps, enfin, conserve après cela » une prise très-puissante sur la tête, pour obtenir par le même » l'extraction complète du fœtus.

« En somme, les avantages principaux qui recommendent notre » sphénotribe, sont : 1° Une faculté d'application égale à celle du » forceps ordinaire; 2° Une prise solide sur la tête du fœtus, au mo- » yen de ses cuillers fenêtrées; 3° Un écrasement de la base du

» crâne, par suite de la perforation déjà faite, plus complet que celui » opéré par les céphalotribes qui, en outre, écrasent, mais n'accom-» plissent pas l'extraction du fœtus. » [1]

En un mot, le *Sphénotribe des frères Lollini* a été inventé dans le but de térébrer, de broyer et d'extraire la tête du fœtus et le fœtus lui-même sans danger pour la mère. Il s'agissait de résoudre, comme le dit Hubert, un problème bien difficile. Les frères Lollini ont réussi à faire tourner au bout d'une tige courbe, qui ne tourne pas, un instrument perforateur. Aujourd'hui que la chose est trouvée, elle parait la plus facile et la plus simple du monde : c'est l'histoire de l'œuf vertical; c'est un problème à la solution duquel on s'était fatigué depuis l'invention du forceps, il y a presque un siècle et demi.

Cet instrument peut, en outre, servir de forceps ordinaire, et par sa seule force ou par celle plus énergique d'un mors à vis, il peut réduire suffisamment, en quelques cas, la tête d'un fœtus vivant sans compromettre son existence. Sur l'enfant mort, le serrement des cuillers par le dit mors à vis pourra souvent, comme au cas que je vais rapporter, suffire à la réduction de la tête perforée, sans qu'il soit besoin de trépaner aussi le sphénoïde. L'introduction de la tige à vrille est très-facile et avec la moindre précaution elle est tout-à-fait inoffensive. Enfin, il a l'avantage de ne coûter que la moitié du prix du *Forceps-scie* et du *Cpéhalotribe* Valette, — soit 100 francs.

La seule expérience personnelle que j'en aie, la première peut-être qu'on ait faite *sur le vivant*, est pour moi concluante. Jusqu'à preuve contraire, mon avis est donc, que le *Sphénotribe des frères Lollini* est une invention fort remarquable, et qu'il deviendra l'instrument le plus efficace contre la malédiction, dont le Dieu de la Bible a frappé la femme.

En résumé, il résulte de ces quelques notes et recherches :

Avant le forceps, d'Hippocrate, (500 ans a. notre ère), à Mori-

1. Brochure publiée à Bologne en 1867.

ceau (1700 après), on pratiquait, en cas de disporportion entre la tête du fœtus et le bassin de la mère, la perforation, l'excérébration et le broiement partiel, ou la *Crâniotomie*.

Les anciens se servaient pour cette opération de couteaux lancéolés, de pincettes, de tenailles, de pinces-à-os, de trépans, de fer-de-lance, de crochets, et l'opération était presqu'aussi dangereuse que l'*Opération césarienne*.

Alboukasis a le mérite d'avoir figuré le premier (950 de notre ère) plusieurs instruments de broiement ou pinces à os très-fortes, dont l'une des branches était introduite dans le crâne ; il nommait l'instrument *Almisdach*.

Après l'apparition du forceps (1733), on songea presque tout de suite à la réduction de la tête par la compression et le broiement, c'est-à-dire à la *Céphalotripsie*, ou à l'*Embryothlasie*.

Le premier opérateur qui publia un Mémoire, en faveur de cette méthode, avec la description d'un instrument compresseur, fut (1810) Assalini de Reggio : l'honneur d'en avoir démontré les avantages, de l'avoir défendu et d'avoir modifié l'instrument revient (1829-32-36) à Baudelocque, neveu, de Paris ; le mérite de lui avoir fait prendre sa place scientifique dans la médécine opératoire de l'obstétrique appartient (1844) à Hüter père, de Marbourg ; l'auteur de la monographie la plus complète et la plus instructive (1863) est Edouard Lauth, de Strasbourg ; une étude plus récente et intéressante a été publiée en Italie (1865) par Guelmi.

Depuis le *Tire-tête* de Fried (1743), jusqu'au *Crânioclaste* de Simpson on compte plus de 40 *Céphalotribes*. Le premier, véritable *Céphalotribe* (1788) est celui de Coutouly ; les *Céphalotribes* généralement employés jusqu'à présent appartiennent aux modèles (1829-32-36) de Baudelocque, modifiés par Depaul.

Les *Céphalotribes* avaient fait abandonner d'une manière trop exclusive les *Céphalotomes*, que Fried, dès l'apparition du forceps, avait essayé de réunir dans son instrument *Perforothrypteur*.

Un siècle après, Van Huevel de Bruxelles a repris cette méthode, et a pratiqué une opération complexe, en imaginant un instrument ingénieux et unique (1843) dans son *Forceps-scie.*

Finizio avec son *Céphalotribe* à troisquart (1842) ; Ritgen avec son labitome (1855) ; Valette avec son *Céphalotribe* à arc perforateur (1867) ; Cohen avec son *Céphalotribe à couteaux* (1857) ; Hüter fils avec son *Céphalo-trépanothlaste* (1859) ; et les frères Lollini avec leur *Forceps-sphénotribe* (1867), ont tous cherché à résoudre le problème de pouvoir faire, sans danger pour la mère, la crâniotomie et et la céphalotripsie ou *Trépano-céphalo-thlasie.*

Ce problème consistait à perfectionner l'instrument de Fried par un instrument capable de perforer, de broyer et d'extraire la tête du fœtus et le fœtus lui-même sans blesser la mére. Il fallait inventer un perforateur tournant au bout d'une tige courbe non tournante, et agissant dans l'axe des cuillers d'un *Forceps-céphalotribe.* Toutes ces conditions se trouvent réunies dans le *Forceps-perforateur ou Sphénotribe.*

Le *Sphénotribe* des frères Lollini de Bologne n'est certe pas un instrument parfait, auquel il soit possible de faire quelques modifications heureuses : je crois même que les inventeurs lui ont déjà apporté des perfectionnements. En tous cas, il est incontestablement la solution d'un problème difficile et il a réalisé un grand progrès dans la science obstétricale, en offrant le moyen sûr et facile de pratiquer l'opération que nous avons appelée *Crânioclasie.*

OBSERVATIONS

I

Dans l'après-midi du 21 octobre 1867, on vint me chercher pour aller opérer, à la Boudzaréah, une mauresque qui ne pouvait pas accoucher. Je partis, emportant le forceps ordinaire.

Arrivé au village, il me fallut parcourir, pendant une demie heure, des chemins de chèvres, et marcher à travers champs sous une pluie battante qui me trempa de la tête aux pieds, avant d'être parvenu à la demeure de la patiente.

Koussem bent Ali, âgée de 24 ans et mariée depuis peu, se trouvait à terme de sa première grossesse. Entrée en travail d'accouchement, et assistée par une impassible matrone indigène, cette malheureuse femme souffrait inutilement depuis huit ou dix jours!. On s'était enfin décidé à appeler une sage-femme française, et ce n'est que sur ses instances qu'on m'avait fait demander.

La malade, couchée à terre sur un matelas, était de taille très petite, mais forte et obèse. Cette obésité, malgré la jeunesse, avait atteint un tel développement, qu'une espèce de tumeur lipomateuse, du volume d'une grosse orange, descendait du mont de Vénus sur les parties génitales externes et les masquait complètement. L'état général n'était pas mauvais, le moral était bon. Elle put aller se placer d'elle-même sur un lit à hauteur convenable pour opérer.

Le fœtus déja mort, commençait à entrer en putréfaction, ce que mettait hors de doute l'odeur caractéristique; il se présentait par le vertex et se trouvait encore au détroit supérieur. Que faire?...

Tout considéré, je désespérai de pouvoir me servir du forceps ordinaire : je regrettai tout de suite de n'avoir pas pris le *Sphénotribe* de Lollini, que j'avais apporté de Bologne quelques mois avant.

Ayant communiqué mes observations à Mme Chaume, sage-femme, elle m'encouragea à essayer le forceps classique et je le fis. — Avec beaucoup de patience, je parvins, en effet, non sans difficulté, à l'introduire, à bien saisir la tête, à l'articuler parfaitement et à le maintenir en position convenable. Les tractions cependant demeurèrent infructueuses. — Le mari et un parent, montés sur le lit et appuyés au mur, tenaient la patiente sous les aisselles en contre-traction ; la sage-femme et la mère écartaient les cuisses immobilisant le bassin et les pieds ; le frère enfin, jeune homme robuste, derrière moi et sous ma direction m'aidait à exercer les tractions !...

Six personnes et le forceps !....

L'instrument ne lâcha pas prise, mais la tête ne descendit pas d'un millimètre. Je dus le retirer. Encore une fois, que faire?

— L'opération césarienne, ou la céphalotripsie. Toutes les circonstances indiquaient, imposaient la dernière opération. Il fut par conséquent nécessaire d'envoyer chercher mon *Sphénotribe*, et de l'attendre. Je ne l'avais jamais vu appliquer ni sur le vivant, ni sur le cadavre. Je n'osais néanmoins invoquer l'assistance d'une confrère : il faisait déjà nuit, le temps était affreux, le voyage long, la corvée trop pénible.

L'introduction du nouveau forceps fut relativement bien facile et prompte : son articulation aussi. L'application du mors à vis n'offrit point de difficulté, et l'adjonction du perforateur ou vrille s'effectua aussi facilement, avec le guide de l'index gauche. La térébration du crâne et l'excérébration s'accomplirent avec tant de facilité et de vitesse, que la sage-femme, en voyant sortir de la vulve la substance cérébrale, en resta émerveillée. Ayant alors graduellement serré de plus en plus, au moyen du mors à vis, les branches du forceps, on entendit craquer les os du crâne entre les cuillers ; par le rapprochement des manches je jugeai avoir obtenu une réduction suffisante de la tête et je retirai la vrille sans perforer le sphénoïde.

Des tractions, *même modérées*, suffirent pour faire descendre la tête du fœtus dans l'excavation ; mais, aussitôt qu'elle fut amenée au passage, le corps opposa une telle résistence que le forceps, que je n'avais pas trop serré pour éviter la décollation, lâcha prise, en glissant sur la tête broyée.

Je passai alors un lac, ou, pour dire vrai, une corde autour du cou, je me fis aider à tirer sur la corde par le même frère de la patiente qui avait tiré sur le forceps.... et la tête se décolla. — J'allai chercher le bras qui se trouvait contre la concavité du sacrum, je l'amenai hors la vulve et je dus le couper à l'épaule. Ayant ensuite dégagé l'autre bras, il me fut alors..., alors seulement, possible d'entraîner tout le corps, d'extraire le placenta et de délivrer enfin la malheureuse Koussem !

La suite pénible de toutes ces tristes opérations n'occupa pas grands temps, n'occasionna pas non plus de grandes douleurs à la patiente. Elle conserva toujours sa connaissance et sa sensibilité et ne se plaignait pas bien fort : interrogée à plusieurs reprises, pendant les manœuvres, si je lui faisais mal, si elle souffrait beaucoup, elle avait donné des réponses négatives.

L'enfant ainsi mutilé, était une fille bien conformée et bien développée mais non monstrueuse, d'aucune manière. La cause de la dystocie résidait évidemment dans le bassin de la mère et très-vraisemblablement dans son obésité héréditaire, les membres de sa famille étant affectés de la même infirmité. Tous les auteurs sont en effet d'accord à admettre, que, malgré la normalité squélettique du bassin, ses diamètres peuvent être plus ou moins diminués, lorsque le tissu cellulaire qui en recouvre la surface interne est très-chargé de graisse. « Chez les femmes très-grasses, disent-ils, la tête du fœtus descend toujours difficilement. » Cette femme, en outre, n'était pas seulement très-grasse, mais encore très-forte, et le développement de son système musculaire complétait celui du tissu cellulaire : les muscles iliaques et psoas par conséquent devaient diminuer les diamètres transverse et conjugué.

Parvenu à la fin de cette séance obstétricale, je ne pus que penser à changer mes habits, sales et mouillés, et à attendre un moment favorable pour rejoindre, entre deux averses et à la clarté d'une lanterne, la voiture qui m'attendait au village. L'humidité, la fatigue, l'anxiété, l'orage et la faim, après environ douze heures de jeûne, me poussaient à regagner mon domicile. La sage-femme ne se sentait pas plus que moi l'envie de passer la nuit dans une maison mauresque. Une demie heure après la délivrance je visitai la malade: l'utérus était suffisament contracté, l'état général louable, d'hémorrhagie point. Il ne me vint pas à l'idée de lui administrer le seigle érgoté que Mme Chaume avait apporté et nous partimmes vers les onze heures du soir. — Et l'opérée ?....

— Le matin suivant, hélas ! on vint m'annoncer qu'elle était morte, quelques heures après notre départ, *dans un lac de sang !*

La faute de cette mort n'est aucunement imputable ni à l'instrument, ni à ses effets : il avait été par contre d'une utilité remarquable et inoffensive. L'expérience avait dépassé toutes mes prévisions. — Je veux bien supposer que la première application du forceps ordinaire ait facilité l'introduction du *Sphénotribe* Lollini ; je ne suis pas loin d'admettre que la mort du fœtus, datant probablement de quelques jours, ait rendu moins difficile la perforation et le broiement du crâne ; je conviens aussi que cette observation est, sous différents rapports, incomplète. -- Je déclare néanmoins qu'elle a été et qu'elle sera pour moi, jusqu'à preuve du contraire, concluante. Le *Forceps-perforateur* a montré sa supériorité sur ses devanciers.

La faute, si faute il y a eu, doit peser uniquement sur l'opérateur, c'est-à-dire sur moi ! — Je l'avoue ouvertement, si avant de quitter la pauvre Koussem, je lui avait aumoins fait prendre du seigle ergoté, les contractions consécutives de l'utérus auraient pu empêcher, peut-être, la métrorrhagie et la sauver !.... Je ne chercherai pas à me disculper de l'oubli, car de pareils oublis sont impardonables.

Puisse seulement cet aveu mettre en garde ceux qui auront à l'avenir l'occasion d'employer le *Forceps-perforateur* ou *Sphénotribe* des frères Lollini de Bologne, que j'espère et que je désire voir adopté, malgré cela, dans la chirurgie obstétrécale, de préférence à tous les autres *Céphalotribes*.

II

Le matin du 4 mars 1868 le dorteur Belluzzi de Bologne fut mandé auprès d'une jeune femme primipare à terme, en travail depuis le 1er. Il put de suite constater une présentation du vertex au détroit supérieur et un rétrécissemment du bassin, probablement produit par une introflexion du promontoire du sacrum, qui empêchait à la tête du fœtus de déscendre dans l'excavation. [1].

Ayant appelé à son aide le docteur Giovannini et deux sage-femmes de la Maternité, outre celle qui assitait la patiente, il essaya d'accomplir l'accouchement artificiel par le forceps Rizzoli. Il ne réussit à l'appliquer qu'avec de grandes difficultés, et en modifiant les manœuvres ordinaires. Mais lui même, ni son confrère, ni l'assistance des sage-femmes, ne purent parvenir à extraire le fœtus.

Il dut alors se décider pour le *Crâniotomie,* après avoir constaté par l'auscultation que la vie fœtale avait cessé. Pour introduire le *Craniotome* il fut obligé de retirer le forceps, et l'opération faite, les faibles contractions utérines qui continuaient encore firent sortir par la pression une certaine quantité de substance cérébrale.

Il voulut encore attendre et abandonner pendant quelque temps l'accomplissement de la parturition aux forces de la nature, déjà aidée par la *Crâniotomie* et la conséquente diminution de volume de la tête fœtale. Enfin, voyant que l'accouchement ne se terminait pas, il se détermina vers le soir à tenter l'extraction immédiate du fœtus au moyen d'un nouvel instrument.

1. Cette heureuse et intéressante observation n'est parvenue à ma connaissance qu'après la rédaction du présent mémoire. — L'auteur, qui est le clinicien de la Maternité de Bologne ouvre sa narration par ces mots: «Il y a eu peu d'instruments d'obstétrique, dont l'invention » et l'apparition aient été accueillies avec autant de faveur que le Forceps-perforateur des » frères Lollini. »

« J'appliquai dit-il [1] avec la méthode ordinaire et facilement le « forceps Lollini ; j'adaptai ensuite le mors-à-vis aux manches et » j'espérai que cela suffirait pour n'avoir pas besoin d'employer la » vrille. En effet, en serrant la vis du mors, nous vîmes sortir en » abondance la substance cérébrale et les manches de l'instrument » se rapprocher presque complètement. En exécutant alors les trac- » tions et en imprimant un mouvement de rotation à la tête du fœ- » tus, dans le but de faire correspondre son diamètre allongé par la » compression latérale avec le diamètre transverse non rétréci du » bassin, j'en obtins avec facilité et promptement l'extraction. La tê- » te du fœtus, qui était en position transversale avec l'occiput à droi- » te de la mère avait été placée sous l'arcade pubienne. L'instrument » maintenait solidement sa prise sur elle, quoique déjà sortie de la » vulve, et je le laissai en place pour m'en servir à engager les épaules » et à achever l'accouchement.

« La patiente n'eut pas à souffrir beaucoup pendant l'opération ; » elle ne s'était plaint que de crampes à la jambe gauche. La menace » d'une métrorrhagie me fit hâter l'expulsion du placenta. Malgré » cela la matrice ne se contracta pas complètement et il se forma » dans sa cavité quelques caillots, qui, en se décomposant, donnèrent » aux lochies une odeur très-fétide. Il survint aussi une métrite qui » céda au traitement adopté — et, quatre semaines après, l'opérée » était debout et guérie.

« Le fœtus était bien développé ; il présentait une longueur de » 52 centimètres et un poids de 3.200 grammes sans la substance cé- » rébrale. La crâniotomie avait porté sur la suture sagittale et la petite » fontanelle. Une branche du forceps avait produit un profond en- « foncement dans le pariétal, le frontal et le maxillaire gauches, de » manière que l'œil, sorti de l'orbite, faisait saillie à travers l'ouver- » ture de la cuillère ; l'autre branche s'était enfoncée dans l'occiput.

1. Bulletino delle Scienze Mediche di Bologna. Serie v. vol vi. pag. 271-81.

» La voûte du crâne enlevée, on voit facilement les diverses fractures de sa base et en particulier celle de la partie qui offre le plus de résistance c'est-à-dire de la selle turcique et des os pétreux. La base du crâne, en comprenant les branches du forceps, était ainsi réduite à 5 centimètres 4 millimètres.

« Avec l'assistance du collègue Pilla, je procédai quelque temps après à la pelvimétrie et nous en eûmes les résultats suivants :

« D'abord l'inspection générale du bassin fit voir que le squelette de cette région était chez cette femme asymétrique. La hanche gauche était plus saillante et le sillon des fesses ne constituait pas une ligne verticale médiane ; par conséquent les deux moitiés du bassin ne pouvaient pas avoir les mêmes dimensions.

« La circonférence du bassin mesurait.	0^{m} 79^{c} —
« Le diamètre antéro-postérieur externe du détroit supérieur.	0^{m} 17^{c} 1^{m}
« Le diamètre transverse	0^{m} 25^{c} 1^{m}
« Le diamètre oblique gauche pris sur l'éminence iléo-pectinée.	0^{m} 19^{c} 9^{m}
« Le diamètre oblique droit	0^{m} 16^{c} 6^{m}
« Le diamètre antéro-postérieur interne pris avec le doigt sous l'angle du pubis, avec déduction . . .	0^{m} 7^{c} 9^{m}
« Le même diamètre avec le pelvimètre de *Van Huevel* modifié par moi.	0^{m} 7^{c} 7^{m}

« Je pourrais maintenant largement développer les avantages du forceps Lollini, en l'employant surtout comme céphalotribe muni de son mors à vis après la crâniotomie. Je préfère cependant de me rapporter à l'application clinique que je viens de décrire et de les résumer ainsi :

« 1° Le forceps des frères Lollini est facile à introduire et à appliquer, parce que ses cuillers sont quasi pareilles à celles du forceps ordinaire ;

« 2° Il possède, une fois que la crâniotomie est faite, une grande

» puissance pour fracturer et broyer la base du crâne, même sans
» l'aide du perforateur ;

« 3° Après avoir vidé le crâne et fracturé sa base, il continue à » exercer une prise tellement solide, à cause de ses cuillers fené- » trées, qu'il peut très-bien servir à terminer l'accouchement. [1] »

****

A ces conclusions de mon heureux confrère Belluzzi je me permettrai d'ajouter aussi, en guise de résumé, mes propres opinions :

1° Le forceps Lollini, par suite de ses courbes, de ses dimensions et de son système d'articulation est même ***plus facile*** à appliquer que le forceps ordinare ;

2° La force de compression au moyen de la vis est telle, que, même sans l'aide du perforateur et sans crâniotomie, il peut servir à effectuer des accouchements dans plusieurs cas où le forceps ordinaire resterait impuissant ;

3° Lorsque la crâniotomie est indispensable, il n'est pas difficile, ni dangereux de l'exécuter avec le perforateur. Dans le cas susdécrit aprés avoir retiré le forceps Rizzoli on aurait pu appliquer de suite le forceps Lollini ; alors l'introduction du perforateur n'aurait pas été aussi difficile que celle d'un cràniotome et la crânioclasie se serait accomplie, comme dans mon cas, par le même instrument.

En conclusion, ce que j'avais prévu et partiellement obtenu en octobre 1867 à Alger, Belluzzi l'a complètement confirmé et exécuté en mars 1868 à Bologne. — Le *Sphénotribe* de nos concitoyens Lollini est donc destiné à prendre la première place parmi les instruments de la chirurgie obstétricale.

1. Les conclusions du docteur Belliuzzi se trouvent amplement appuyées par le professeur Sillani, auteur d'un remarquable traité d'Obstétrique théorie et pratique. Milano 1868.

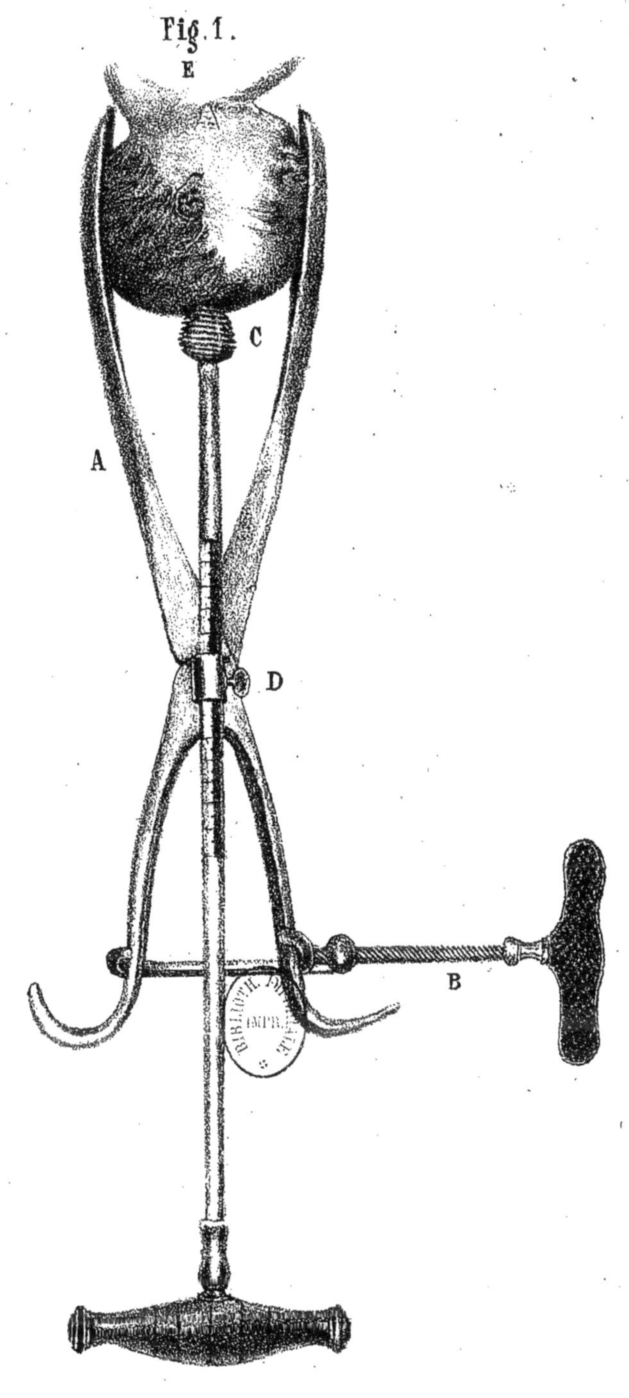

Fig. 1.

Lith. Vve Ferrand, Alger.

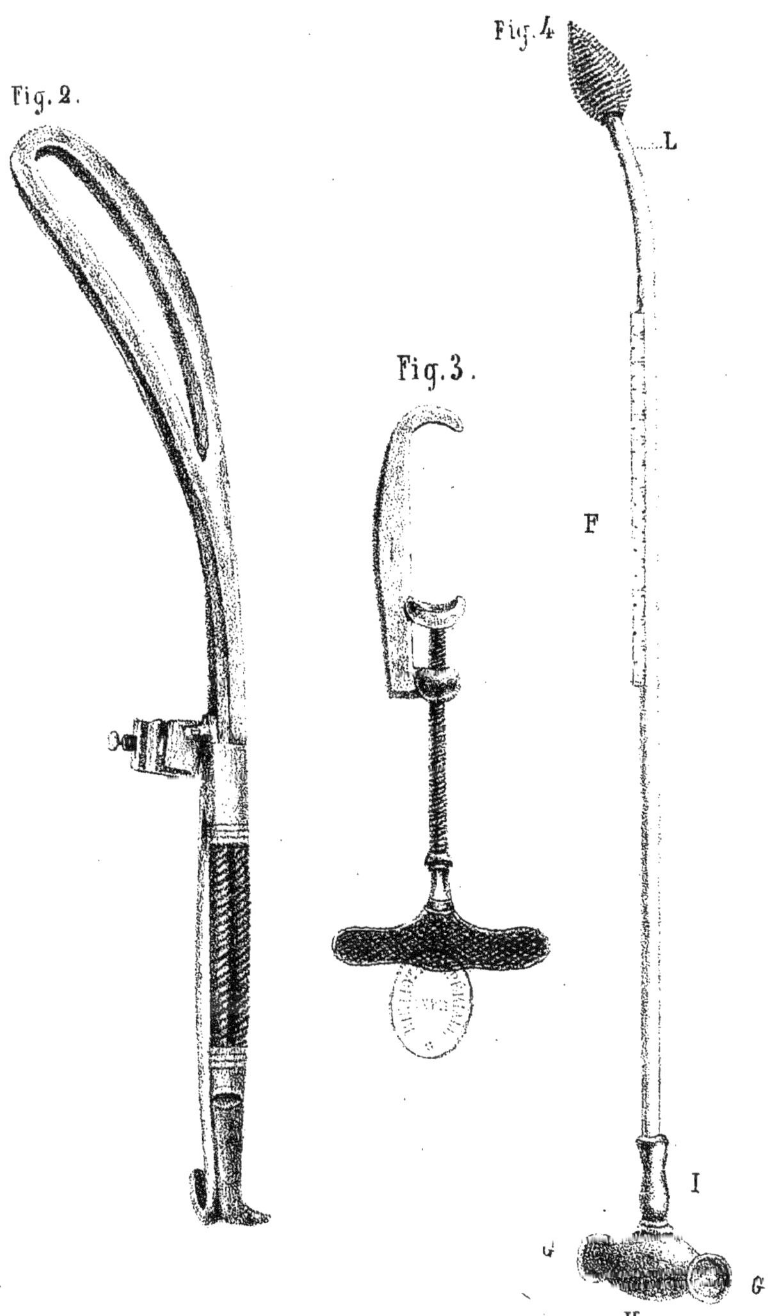

Lith. Vve Ferrand, Alger.

www.ingramcontent.com/pod-product-compliance
Ingram Content Group UK Ltd.
Pitfield, Milton Keynes, MK11 3LW, UK
UKHW020454230726
13925UKWH00005B/1922

9 782014 041408